AF300229

CONTRIBUTION A L'ÉTUDE

DE L'ÉTIOLOGIE DE LA FIÈVRE TYPHOÏDE

SPÉCIALEMENT DANS LES PETITES LOCALITÉS

PAR

Le Dr Stéphane ASSELIN

Ancien interne des hôpitaux de Rouen
Lauréat de l'École de médecine de Rouen

PARIS

G. STEINHEIL, ÉDITEUR

2, RUE CASIMIR-DELAVIGNE, 2

1894

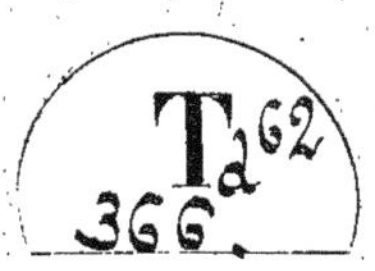

CONTRIBUTION A L'ÉTUDE

DE L'ÉTIOLOGIE DE LA FIÈVRE TYPHOIDE

SPÉCIALEMENT DANS LES PETITES LOCALITÉS

CONTRIBUTION A L'ÉTUDE

DE L'ÉTIOLOGIE DE LA FIÈVRE TYPHOIDE

SPÉCIALEMENT DANS LES PETITES LOCALITÉS

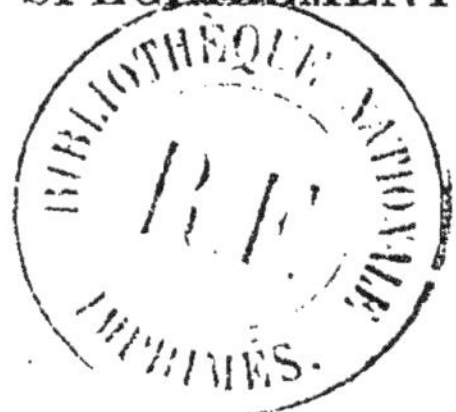

PAR

Le Dr Stéphane ASSELIN

Ancien interne des hôpitaux de Rouen
Lauréat de l'École de médecine de Rouen

PARIS

G. STEINHEIL, ÉDITEUR

2, RUE CASIMIR-DELAVIGNE, 2

1894

CONTRIBUTION A L'ÉTUDE
DE L'ÉTIOLOGIE DE LA FIÈVRE TYPHOIDE
SPÉCIALEMENT DANS LES PETITES LOCALITÉS

INTRODUCTION

Pendant dix années de pratique médicale, à la campagne, il nous a été donné d'observer un certain nombre de cas de fièvre typhoïde. Nous avons pu particulièrement assister à l'éclosion et à l'évolution de trois épidémies locales, en suivre les diverses phases jusqu'à leur extinction. Il nous a paru intéressant de relater ces faits et d'en faire le sujet de notre thèse inaugurale.

Il est, en effet, difficile, surtout dans les grands centres, de saisir la filiation des cas de contagion. A la campagne, dans les petites localités, cette difficulté est moindre.

Le médecin de campagne connaît bien les mœurs et les habitudes de tous les habitants.

Aussi, dans une épidémie survenant brusquement, il

lui sera relativement facile de rechercher le facteur étiologique. C'est évidemment ce qui avait fait dire à Louis,
précédant de beaucoup les contagionnistes modernes, et
s'appuyant uniquement sur l'observation clinique, que
la fièvre typhoïde « est contagieuse au moins dans les
départements ».

Dans les deux premières épidémies locales que nous
avons à relater, la contagion s'est faite, en général, par
le malade directement à son entourage, représenté le
plus souvent par les gardes, ou les personnes résidant
dans la même maison.

La dernière épidémie, qui s'étend peu, ne comprenant
que sept cas, est due à l'usage de l'eau d'une citerne mal
entretenue. Nous rapporterons nos observations, à mesure qu'elles trouveront leur place, dans la description
des différents modes de propagation de la fièvre typhoïde.

CHAPITRE PREMIER

Historique.

Aujourd'hui tout le monde est d'accord pour admettre que la fièvre typhoïde est une affection spécifique, contagieuse, sous la dépendance d'un bacille spécial, le bacille d'Eberth-Gaffky. Mais il a fallu de nombreuses années pour voir son entité se dégager des confusions qui l'entouraient, et prendre place dans le cadre nosologique. A l'école de Paris revient l'honneur d'avoir, au commencement de ce siècle, établi cette entité.

Prost, en 1804, montre que les fièvres muqueuses, adynamiques, ataxiques, donnent lieu à la production de lésions dans l'intestin grêle, au voisinage de la valvule cæcale.

En 1814, Petit et Serres (traité de la fièvre entéro-mésentérique) en font une nouvelle fièvre continue, qui se distingue de celles existant déjà, par ses manifestations spéciales sur l'intestin.

Avec Broussais, on s'éloigne de plus en plus de l'idée de spécificité, toutes les fièvres déterminant des lésions dans l'intestin.

Bretonneau, en 1829, Louis également dans la même année (Recherche sur la maladie connue sous le nom de

gastro-entérite) proclament la spécificité et la contagio-
sité de la fièvre typhoïde. La dothinentérite, comme
vient de l'appeler Bretonneau, est rarement contagieuse
à l'hôpital ; cependant il affirme sa transmissibilité.

Trousseau, resté fidèle à la nouvelle doctrine, trans-
forme la dothinentérite en dothinentérie, semblant par
là attacher toute l'importance à l'idée de spécificité et
non d'inflammation.

Louis (Recherches anatomiques, pathologiques et
thérapeutiques sur la maladie connue sous les noms de
gastro-entérite, fièvre putride, adynamique, etc., 1829),
l'appelle fièvre typhoïde, nom désormais classique.

Pendant de longues années, les discussions vont s'éter-
niser à propos de l'identité ou de la non identité du typhus
et de la fièvre typhoïde. La nouvelle appellation de la
maladie semble prêter à cette confusion. Ce n'est qu'en
1850 qu'elle devient absolument une unité morbide
avec sa personnalité.

Le débat va maintenant porter sur un autre ordre
d'idée, sur la nature de son origine. A-t-elle une origine
banale ou une origine spécifique ? banale dans son origine devient-elle spécifique par la contagion ? ou bien
faut-il admettre la spécificité d'origine et d'évolution de
la maladie ?

Les expériences de Stich (1853), de Panum (1874), de
Arnold Hiller (1875-1876), consistant a retirer de
matières fécales, de viandes corrompues, de liquides
putrides, des poisons nommés ptomaïnes, issus de la
décomposition cadavérique, et à les injecter ensuite à
des lapins, ont provoqué la diarrhée, la fièvre, la dyspnée;

ont donné lieu, en un mot, à des symptômes ressemblant à ceux de la fièvre typhoïde. De là à attribuer l'éclosion de cette affection à un empoisonnement semblable, il n'y avait qu'un pas. Aussi voyons-nous Stich, Friedrich Sander laisser entrevoir que sa genèse, au sein des foyers putrides, pourrait bien dépendre de l'intoxication de l'organisme humain par la rétention de poisons. Les belles découvertes, par A. Gautier, des leucomaïnes, poisons retirés des excrétions de l'homme sain ou malade, en tout semblables aux poisons que la décomposition cadavérique engendre, viennent donner du poids à cette théorie. Cependant les expérimentateurs ne disent pas avoir produit vraiment la fièvre typhoïde, et les symptômes observés, à la suite de leurs expériences, sont communs à ceux que l'on trouve dans beaucoup d'autres empoisonnements. On en peut dire autant des lésions reconnues, à l'autopsie, du foie, de la rate, des reins et de l'intestin.

En 1885, M. Peter expose brillamment sa théorie des auto-intoxications, basée précisément sur la découverte des leucomaïnes de A. Gautier. C'est encore un défenseur, et non parmi les moindres, de l'origine banale. L'organisme peut s'empoisonner lui-même, par l'accumulation de substances nocives fabriquées en lui. « Ce qu'il y a d'intéressant, de prépondérant, d'inattendu dans les belles recherches de M. Gautier, dit-il, c'est qu'elles nous soustraient à la tyrannie des microbes ; elles expliquent, en effet, la formation des alcaloïdes les plus vénéneux, et des matières extractives plus vénéneuses encore, par le seul jeu des actes de la vie. Elles démontrent que l'autoinfection, l'infection spontanée de l'organisme, par les alcaloïdes et les matières extractives qu'il produit en lui, parce qu'il vit, n'est qu'une pure affaire de quantité ; qu'en d'autres termes, l'organisme humain peut s'empoisonner par l'accumulation en lui de substances fabriquées en lui. »

Murchison avec sa théorie (pythogénique) admet l'autogenèse de l'affection, provoquée par la fermentation de matières fécales, et même de matières organiques quelconques. Elle est donc spontanée, en ce sens que des circonstances vulgaires déterminent l'éclosion d'un agent infectieux, d'un miasme. Quel est cet agent? On ne l'explique pas encore. D'autres vont plus loin, admettant que dans certaines conditions, dues au surmenage, à la misère physiologique, l'affection peut aussi naître spontanément, et se propager ultérieurement par la contagion. C'est toujours l'auto-typhisation.

M. Léon Colin, dans son traité des maladies épidémiques (1879), dit que la genèse de la fièvre typhoïde dans les milieux extérieurs, est la règle ; elle naît spontanément par infection, et se propage spécifiquement par contagion. On l'aurait vue naître une fois par transformation d'une fièvre palustre.

Avec Budd, le précurseur des bactériologues, est affirmée la dernière théorie, celle de la spécificité d'origine et d'évolution de l'affection. Cette idée n'était pas neuve. Elle avait été émise, depuis longtemps, par d'autres auteurs, principalement par Hildenbrand, dès 1811, dans son typhus contagieux. Mais c'est Budd surtout, l'adversaire de Murchison, dont il combat, pendant vingt ans, la doctrine pythogénique, qui conclut le plus formellement à l'existence du germe contage. Il ne lui a manqué que de voir le microbe typhogène, dont il proclamait, d'intuition, l'existence, disant qu'il a besoin de mûrir pour évoluer. Tout en continuant à admettre l'origine putride, il soutient que la fièvre typhoïde ne peut que se reproduire d'elle-même; que les matières organiques, qui lui donnent naissance, renferment le germe typhique. Il va suffire, par là-même, d'un seul typhoïsant pour déterminer l'éclosion d'une épidémie, dans un milieu jusqu'alors indemne.

Rappelons l'ingénieuse conception du microbisme latent de M. Verneuil. Les microbes pathogènes, si nocifs qu'ils paraissent être, dit-il, et qu'ils soient en effet, peuvent nous habiter, nous envahir, nous pénétrer, pendant un temps plus ou moins long, sans révéler leur présence. Dans la fièvre typhoïde plus particulièrement, le bacille résidant à l'état latent, depuis longtemps quelquefois, sur la surface tégumentaire, et dans les cavités muqueuses en communication avec l'atmosphère, voit son pouvoir pathogène se développer tout à coup sous l'influence de causes particulières, telles que les privations, la fatigue, le surmenage.

Il restait à déterminer la nature intime de ce principe, de cet agent infectieux, de ce miasme, de ce contage admis maintenant par la généralité des auteurs, partisans de la spécificité et de la contagion. On allait entrer dans cette voie à la suite des illustres travaux de Pasteur sur les maladies infectieuses, et arriver à la découverte du bacille d'Eberth-Gaffky, ou Eberth-Koch.

CHAPITRE II

Bacille typhique.

Après une période de tâtonnements et de recherches infructueuses, pendant laquelle se distinguent, entre autres, les noms de :

Signol (lettre à l'Académie des sciences, 10 août 1863);

De Tigri, professeur d'anatomie à Sienne ;

De Megnin, qui trouve des bactéries dans le sang d'un cheval mort de fièvre typhoïde, et qui fait mourir, en 36 heures, des lapins et des cobayes, par l'inoculation du sang du sujet ;

De Coze et Feltz, qui découvrent dans le sang des typhiques, des bâtonnets longs de $0^{mm},002$ à $0^{mm},005$, subdivisés en segments ;

De Von Recklinghausen, qui signale des colonies de microbes dans les abcès des reins des typhiques ;

De Klein, qui se fait particulièrement remarquer en Angleterre, par sa description, en 1875, d'un micrococcus isolé ou aggloméré, observé dans les selles typhiques, dans les parois de l'intestin et les glandes mésentériques;

Eberth, dans les Archives de Virchow (1880-1881), et dans le Recueil de Volkmann (1883), donne la description de son bacille qu'il trouve dans les ganglions lymphatiques et dans la rate des seuls typhiques.

Koch, Meyer, Coats et Crooke confirment la découverte d'Eberth ; et Gaffky en 1884, complétant les travaux de celui-ci, détermine les caractères spéciaux du bacille, permettant de le différencier de tous les autres micro-organismes connus.

M. Artaud, en 1885, décrit la forme spéciale en navette, avec espace clair central.

Depuis cette époque, on cite, en France, les travaux publiés en commun par MM. Chantemesse et Widal; ceux de MM. Cornil et Babès, de Grancher et Deschamps, de Thoinot, de Gabriel Pouchet, de Rodet et G. Roux, de Vaillard et Vincent, de Gasser, de Lassime, etc.

La forme du bacille décrite par Gaffky, de beaucoup la plus fréquente, est représentée par un bâtonnet, trois fois plus long que large, avec renflement médian; ce qui le fait ressembler à une navette (Artaud), avec son espace clair au centre. Il se cultive de nombreuses manières, dans le bouillon simple, sur la gélatine, le sérum sanguin, sur la pomme de terre. Un de ses caractères les plus importants est sa motilité, dénoncée par des déplacements dans le champ du microscope, par une sorte de vibration pour les petits bacilles, de reptation pour les formes allongées.

La température qui lui convient le mieux est entre 37° et 39°; une température de 60°, et, à plus forte raison, une ébullition de quelques minutes le tuent certainement. La congélation, au contraire, ne suffit pas pour le détruire. La lumière solaire, le suc gastrique ont sur lui une action nocive et le font périr.

Les organes où on le trouve spécialement sur le

cadavre, sont la rate, les ganglions mésentériques, le foie et l'intestin. On l'a trouvé également dans les organes de fœtus, chez des femmes ayant succombé à la fièvre typhoïde. De même, MM. Straus et Chamberland avaient montré que la bactéridie charbonneuse pouvait franchir le placenta, et passer de la mère au fœtus.

Uffelmann, Chantemesse et Widal l'ont trouvé, en grande abondance, dans les matières fécales, surtout du dixième au vingtième jour.

Dans l'urine, on ne le rencontrerait qu'en cas de complication rénale.

En 1885, Escherich découvrit un nouveau micro-organisme : le bacterium coli commune. Il habite, habituellement et normalement, le gros intestin. On lui a attribué (Rodet et Gabriel Roux, de Lyon) la faculté de se transformer en bacille typhique; mais l'observation n'a pas confirmé cette hypothèse; le bacterium coli pouvant trouver sa place, dans l'intestin, à côté du bacille d'Eberth, et déterminant plutôt des symptômes de choléra sporadique que des symptômes typhiques.

CHAPITRE III

Modes de propagation de la fièvre typhoïde.

Nous venons de passer en revue les différentes phases de l'histoire de la fièvre typhoïde, la découverte de son bacille. Voyons maintenant comment il se propage, comment de l'homme malade, il se communique à l'homme sain. Ces modes de transmission peuvent se faire de façon variée, par l'air atmosphérique, le sol, les poussières, les habitations, les aliments, les vêtements, et surtout l'eau de boisson.

Avant d'étudier ces divers moyens de pénétration du virus dans l'organisme, nous allons relater les cas qu'ils nous a été donné d'observer, dans notre pratique, dans le cours de deux épidémies.

Première série. — Le premier cas est représenté par un jeune homme de 24 ans, militaire en garnison à Versailles. A l'occasion des fêtes de Pâques, il obtient un congé de quatre jours, qu'il vient passer dans sa famille. Depuis quelque temps déjà, il est abattu, incapable de tout travail ; le seul désir de profiter de son congé l'empêche de se présenter à la visite médicale. A son arrivée dans la commune de Servaville, à la ferme de ses parents, nous sommes appelé auprès de lui, et constatons des symptômes évidents d'une fièvre typhoïde, en cours depuis quelques jours. Nous apprenons, d'ailleurs, qu'il règne une violente épidémie dans la garnison qu'il vient de quitter. Dans la commune de Servaville, il n'existe aucun cas de dothinentérie.

Le n° 2 de la série est la mère du précédent ; elle est contagionnée par lui, en lui prodiguant ses soins.

Les n°ˢ 3 et 4, jeunes filles, domestiques dans la maison, puisent également le germe, la première en août, la deuxième en septembre, auprès des deux premiers malades.

Le n° 5, représenté par une femme, venant du dehors dans la maison contaminée, pour laver le linge, prend dans son travail l'origine de son mal, qu'elle transmet ensuite directement au n° 6, sa sœur, appelée auprès d'elle comme garde-malade. Celle-ci contagionne à son tour son beau-frère, qui passe la nuit auprès d'elle.

Les n°ˢ 8, 9 et 10 sont des jeunes hommes, domestiques dans la ferme, qui sont successivement, de novembre à janvier 1887, atteints par la maladie. Le n° 10, en se rendant chez sa mère, n° 11, y apporte le germe du mal en mars 1888.

En mars 1890, c'est-à-dire plus de dix-huit mois après le dernier cas, alors que tout semble terminé, une nouvelle atteinte se produit, dans cette même exploitation rurale, berceau du foyer primitif, il y a 3 ans.

La victime de cette nouvelle invasion, n° 12, est encore un ouvrier de la ferme, lequel va se faire soigner dans sa famille, et y apporte la contagion aux n° 13 et n° 14.

PREMIÈRE ÉPIDÉMIE

Commune de Salmonville-Servaville.

NUMÉROS	NOMS AGE PROFESSION	ÉPOQUE	MODE DE CONTAGION	TERMINAISON
1	Mabire (Auguste), 23 ans, militaire.	Avril 1886	Garnison contaminée.	Guérison.
2	Mabire (Marie), 50 ans,	Juillet 1886	Contagion directe par le n° 1 qu'elle soigne.	Guérison.
3	Flamant (Julienne), 23 ans, domestique.	Août 1886	Contagion directe par la malade n° 2 qu'elle soigne.	Guérison.
4	Flamant (Hélène), 20 ans, domestique.	Septembre 1886	Contagion directe par la malade n° 3, qu'elle soigne.	Guérison.
5	Thorin (Julie), 45 ans, laveuse.	Septembre 1886	Contagion par les linges souillés et non désinfectés.	Guérison.
6	Thirel (Jeanne), 26 ans, ménagère.	Octobre 1886	Contagion directe par le n° 5, qu'elle soigne.	Guérison.
7	Guisier (Pierre), 42 ans, journalier.	Octobre 1886	Contagion directe par la malade n° 6, qu'il vient voir et soigner.	Guérison.
8	Duperrey (Alph^{se}), 28 ans, charretier.	Novembre 1886	Contagion par séjour dans un foyer typhique.	Guérison.
9	Alleux (Eugène), 29 ans, domestique.	Février 1887	Contagion par séjour dans un foyer typhique.	Mort.

NUMÉROS	NOMS AGE PROFESSIONS	ÉPOQUE	MODE DE CONTAGION	TERMINAISON
10	Duperrey (Gust^ve), 26 ans, domestique.	Janvier 1888	Contagion par un fumier où l'on a enfoui, un an auparavant, des déjections typhiques.	Guérison.
11	Duperrey (Julie), 47 ans, journalière.	Mars 1888	Contagion directe par le malade n° 10, son fils, qu'elle soigne.	Guérison.
12	Fournier (Alph^se), 26 ans, domestique.	Janvier 1890	Contagion par séjour dans un foyer anciennement contaminé.	Guérison.
13	Fournier (Gustave), 17 ans, journalier.	Février 1890	Contagion directe par le malade n° 12, qu'il soigne.	Guérison.
14	Fournier (Athan^se), 57 ans, journalier.	Février 1890	Contagion directe par les malades n° 12 et n° 13, qu'il soigne.	Mort.
15	Denis (Marie), 27 ans, domestique.	Janvier 1890	Contagion par séjour dans un foyer anciennement contaminé.	Guérison.
16	Caron (Eugène), 17 ans, domestique.	Février 1890	Contagion par séjour dans un foyer anciennement contaminé.	Guérison.
17	Delamare (Pierre), 52 ans, cultivateur.	Février 1890	Contagion par contact avec des typhiques.	Guérison.
18	Delamare (Louise), 50 ans, ménagère.	Mars 1890	Contagion directe par le malade n° 17 qu'elle soigne.	Guérison.

DEUXIÈME ÉPIDÉMIE

Communes de Martainville-sur-Ry et Auzouville.

NUMÉROS	NOMS AGE PROFESSION	ÉPOQUE	MODE DE CONTAGION	TERMINAISON
1	Périer (Ernest), 46 ans, journalier.	Août 1892		Mort.
2	Périer (Prosper), 48 ans, journalier.	Septembre 1892	Contagion directe par le malade n° 1 qu'il soigne.	Guérison.
3	Caron (Joséphine), 28 ans, ménagère.	Octobre 1892	Contagion directe par le n° 2, qu'elle soigne.	Guérison.
4	Caron (Achille), 42 ans, journalier.	Novembre 1892	Contagion directe par le n° 3, qu'il soigne.	Guérison.
5	Caron (Léon), 17 ans, journalier.	Novembre 1892	Contagion par séjour dans un foyer typhique.	Guérison.
6	Caron (Marcel), 6 ans.	Décembre 1892	Contagion par séjour dans un foyer typhique.	Guérison.
7	Hébert (Émile), 45 ans, cultivateur.	Novembre 1892	Contagion par contact avec des typhiques.	Guérison.

NUMÉROS	NOMS AGE PROFESSION	ÉPOQUE	MODE DE CONTAGION	TERMINAISON
8	Hébert (Georges), 18 ans, journalier.	Décembre 1892	Contagion directe par le n° 7, son père, qu'il soigne.	Guérison.
9	Lemître (Marie), 35 ans, ménagère.	Janvier 1893	Contagion par contact avec des typhiques	Guérison.
10	Lemître (Julie), 65 ans, ménagère.	Février 1893	Contagion directe par le n° 9, qu'elle soigne.	Mort.
11	Lemître (Marie), 39 ans, journalière.	Avril 1893	Contagion directe par le n° 10, qu'elle soigne.	Guérison.
12	Bultey mère (Florentine), 66 ans, ménagère.	Mai 1893	Contagion directe par le n° 11, qu'elle soigne.	Mort.
13	Bultey (Louise), 29 ans, jardinière.	Juin 1893	Contagion à distance par un tiers.	Guérison.
14	Bultey (Pierre), 36 ans, journalier.	Juillet 1893	Contagion directe par le n° 13, qu'il soigne.	Guérison.
15	Hurey (Marie), 50 ans, ménagère.	Août 1893	Contagion par contact avec des typhiques.	Guérison.

Les n°ˢ 12 et 15 sont des domestiques, également atteints en janvier et février 1890.

Les n°ˢ 17 et 18 sont des voisins, qui sont venus fréquemment visiter les malades, et en ont rapporté le germe.

Dᴇᴜxɪᴇᴍᴇ sᴇʀɪᴇ. — Dans cette seconde série, le premier cas apparaît également dans une commune, où la fièvre typhoïde n'a pas fait son apparition depuis longtemps ; elle est importée par un individu, étranger à la localité, quittant un foyer épidémique, pour se faire soigner par les siens.

Le n° 1, Ernest Périer, transmet la fièvre à son frère Prosper Périer, n° 2 ; de même que celui-ci contagionne sa garde, le n° 3, Joséphine Caron.

Avec cette dernière, l'épidémie atteint tous les sujets d'une même demeure : Achille Caron, n° 4 ; Léon Caron, n° 5 ; Marcel Caron, n° 6.

Deux voisins, Émile Hébert, n° 7, et Georges Hébert, n° 8, qui fréquentent les habitations contaminées, paient également leur tribut. Une autre personne, Marie Lemître, n° 9, est dans les mêmes conditions, et est une cause de contage pour presque tous les membres de sa famille : Lemître mère, n° 10 ; Maria Lemître, femme Delande, n° 11 ; Bultey mère, n° 12, qui a soigné les précédents.

Bultey fils, qui habite à quatre kilomètres de sa mère malade, vient passer chaque nuit auprès d'elle. Il sert d'intermédiaire pour l'apport du germe, à distance, à son épouse, Mᵐᵉ Bultey fils, n° 13. Il en est lui-même frappé en dernier lieu.

Le dernier cas est représenté par Mme Hurey, n° 15, contagionnée par sa fille, Mme Bultey, chez qui elle est venue passer quelques heures seulement, à différentes reprises.

Ces deux épidémies fournissent un total de trente-trois malades, avec cinq morts et vingt-huit guérisons

Dans les deux, nous assistons à l'éclosion du mal, dans un petit village, où il n'a été constaté, depuis au moins deux ans, aucun cas de fièvre typhoïde. Le début, bien précis, atteste l'importation du contage; car dans les deux cas, c'est un malade, venu du dehors, qui commence la série; et la contagion se fait de malade à garde, ou bien aux personnes qui séjournent habituellement dans la maison. Tantôt le contage se fait presque simultanément, atteignant deux, trois ou quatre sujets dans l'espace de quelques mois. Tantôt il semble sommeiller; l'épidémie paraît éteinte, il s'est écoulé jusqu'à dix-huit mois, pendant lesquels il n'y a rien à signaler. On a quelques raisons de croire à la destruction des germes; et tout à coup, dans cette même maison, contagionnée il y a plus d'un an, la fièvre reparaît, atteignant plusieurs autres personnes.

Un des malades offre cette particularité significative, d'avoir puisé son mal, en transportant un fumier dans lequel, huit mois auparavant, on avait enfoui des déjections.

Un autre habite à quatre kilomètres du foyer infesté; il va, chaque jour, passer quelques heures de nuit auprès de sa mère typhique, et revient ensuite à son logis. Après quelques semaines écoulées, sa femme qui, de son côté, n'a eu aucun contact avec la malade, dont elle redoute « de gagner la maladie », commence une fièvre typhoïde, qui va être longue et grave.

Ces faits, que nous avons suivis jour par jour, nous ont paru ne pouvoir être souvent rapportés qu'à la contagion directe, immédiate, et à la transmission par l'air, les aliments, les vêtements, les déjections, les habitations. Elle se produisait d'autant plus facilement, que des mesures suffisantes de prophylaxie n'ont pas été prises. En 1890, il est vrai, l'autorité préfectorale émue a bien délégué le médecin cantonal des épidémies. Mais celui-ci, devant l'absence de service de désinfection, tel qu'il a été du reste constitué depuis, dut se borner à renouveler les conseils que nous avions nous-même formulés.

Dans la seconde épidémie, le mal a sévi, en général, sur des familles très pauvres, quelquefois misérables, où toute notion d'hygiène est inconnue. Malgré les avis donnés, on continue de négliger les précautions les plus élémentaires, telles que la propreté du lit et du malade, l'antisepsie du bassin et des locaux. Les gardes-malades prennent leurs repas dans la chambre du typhique. Hélas ! il n'y a quelquefois qu'un seul appartement dans la chaumière, et tout le monde doit y séjourner et vivre. Les garde-robes ne sont pas toujours enfouies et désinfectées ; il arrive, malheureusement, qu'elles sont parfois répandues sur les fumiers, ou sur le sol, à quelque distance des habitations. Il se rencontre donc là des conditions éminemment favorables à la diffusion et à la transmission directe du germe.

Voyons maintenant si l'eau, qui est si souvent la cause première du contage, peut ici revendiquer sa place. Nous ne le croyons pas. D'abord, il est bien évident que dans nos deux épidémies, le premier malade est arrivé dans une localité absolument indemne. Nous disons absolument indemne, car la population entière de ces deux villages n'atteint que 250 habitants, et nous est entièrement connue. Le premier malade se présente donc à l'observation, dès son arrivée, en puissance de maladie, qu'il a puisée à un foyer éloigné; les autres suivront successivement; et généralement, ce sont, comme nous l'avons dit, les gardes-malades et les personnes retenues par leur travail dans la maison contaminée. Celles-ci, allant ensuite se faire soigner ailleurs, transportent le contage dans leur famille, et deviennent souvent la source de petites épidémies secondaires.

En général, on boit de l'eau de citerne, quelquefois de l'eau de mare. Aucun habitant de nos deux localités ne fait usage d'eau de source; car celles-ci sont situées sur un plateau un peu élevé, distantes de la vallée et du cours d'eau le plus proches, de plus de quatre kilomètres. L'eau de citerne ne nous paraît pas irréprochable, il est vrai; elle vient des toits, et est recueillie dans un bassin ovalaire, vertical, de grande capacité. Le contenu ne s'épuise complètement que dans les étés secs, comme l'a été, par exemple, celui de l'année 1893. A la surface, l'eau est assez limpide; mais à mesure que l'on avance vers le fond, elle se trouble, devient sale, et recouvre une épaisseur de vase de 5 ou 10 centim. Il y a là évidemment des matières putrides en décomposition que les pluies ont détachées des toits et entraînées avec elles; elles proviennent de feuilles des arbres voisins, tombées et pourries dans les gouttières, de fientes des oiseaux, quelquefois des pigeons, quand il en existe. Ajoutons à cela que les citernes ne s'épuisant que rarement, on ne les nettoie également que rarement, pour ne pas se donner la peine d'enlever la quantité d'eau restante, et aussi pour ne pas s'en priver. Elle est, en effet, précieuse, dans certains étés secs où il arrive de payer le seau d'eau quinze centimes.

Ce que nous venons de dire, de la citerne des habitations rurales, nous montre combien le liquide qu'elle contient est défectueux et souvent malsain. Aussi l'accuserions-nous volontiers d'être la cause de certaines affections : embarras gastrique, diarrhée, diarrhée cholériforme infantile. Nous avons suivi plusieurs épidémies de diarrhée verte infantile, et le plus souvent observé concurremment l'usage d'eau de citerne suspecte, par les mères ou nourrices. Il y aurait là quelques déductions à tirer, au point de vue de l'élevage des enfants et de la pathogénie de la cholérine à la campagne. Malgré tous ces défauts du liquide contenu dans les citernes, nous ne le croyons capable d'engendrer la fièvre typhoïde, que si le bacille y a été amené précédemment, par une infiltration, par exemple. Pour cela il faudrait la proximité d'un foyer contaminé. Ceci ne se produit généralement pas. Chez nos malades nous avons toujours constaté l'isolement des réservoirs, ainsi que leur bonne construction.

Nous n'admettons pas non plus que les matières putrides en décomposition, qu'ils contiennent, si abondantes, d'ailleurs et si variées qu'elles soient, puissent donner lieu à la production de la fièvre typhoïde. Ce serait se ranger à la fameuse doctrine pythogénique de Murchison, admettant l'autogenèse, provoquée non seulement par la fermentation de matières fécales, mais même par la fermentation de matières organiques quelconques. Nous avons vu les critiques que Budd et les bactériologistes ont formulées contre ce système, affirmant la nécessité d'un contage spécifique.

On peut diriger contre l'eau de mare les mêmes critiques et les accentuer encore. Nous voyons, en effet, les mares recevoir non seulement les égouts des toits, mais aussi les égouts des fumiers et du sol. Cette eau, toute impure qu'elle est, sert encore quelquefois, à défaut d'autres, aux besoins de l'alimentation. Nous avons recherché avec soin, dans nos deux épidémies, si le contage ne pouvait pas lui être attribué. Nous ne le croyons pas ; car les quelques mares servant à l'alimentation étaient bien isolées ; un certain nombre de personnes s'y approvisionnaient, lesquelles n'ont présenté rien de particulier, tant qu'elles sont restées, d'ailleurs, isolées du foyer de contagion.

Pour donner tout leur poids à nos assertions, il eût fallu faire l'examen bactériologique de l'eau potable chez nos malades. Nous ne pensions pas, à cette époque, faire de nos observations le sujet d'une thèse ; autrement nous aurions tenu à cet examen. Cependant, tout en restant sur le terrain clinique, et pour les raisons exposées précédemment, nous croyons l'eau étrangère, non seulement au début, cela est évident, mais encore à la propagation de l'affection. Du reste les habitants de nos campagnes normandes ne sont pas des buveurs d'eau : celle qui sert à l'alimentation est le plus souvent bouillie, et perd par là-même, en partie, ses propriétés nocives. La boisson habituelle est le cidre, non pas le cidre pur, où il n'entre que le jus de la pomme, mais un cidre où l'eau entre dans la proportion des deux tiers, des trois quarts quelquefois. Cette eau a été ajoutée, lors de la fabrication, avant la fermentation. Je dois dire ici, que souvent on a préféré celle de mare avec tous ses inconvénients, et particulièrement celui de recevoir les égouts divers. Pourquoi cette préférence étrange ? parce que la fermentation et la clarification seraient plus parfaites ?

La boisson faite dans ces conditions, et spécialement avec un liquide qui contiendrait le bacille typhique, conserve-t-elle intactes ses propriétés de contagion, après la fermentation ? Il y aurait là une étude à faire, que signalait dernièrement l'éminent président de la Société normande d'hygiène pratique, le Dr Deshayes. C'est ce qu'a entrepris, du reste, en 1892, M. Olivier, du Havre. Ayant ensemencé du cidre nouvellement préparé, avec une culture de bacilles d'Eberth, il a trouvé ceux-ci après la fermentation.

Après avoir écarté pour nos deux épidémies la contagion par l'eau, nous sommes amené à conclure qu'elle s'est faite par l'air, la souillure des vêtements, des mains, le défaut de propreté et de précautions hygiéniques, par le sol, les habitations.

Voici, du reste, ce que pensent les auteurs, de ces différents modes de propagation.

CHAPITRE IV

Propagation par l'air, les habitations, les vapeurs, les gaz, le sol.

On a diminué beaucoup la part accordée à l'air, dans la transmissibilité de la fièvre typhoïde. Autrefois on lui accordait une importance immense.

L'air a recueilli le germe typhique, à sa sortie du poumon, au moment de l'expiration. C'est ce que tend à prouver un mémoire de M. Sicard, couronné par l'Académie de médecine : « Récemment (Gasser, Étiologie de la fièvre typhoïde), M. Sicard a repris l'étude de la part de l'air dans la transmission typhique. Il admet l'opinion classique de Flügge, qui considère comme impossible l'enlèvement des germes des muqueuses humides par un courant d'air également saturé d'eau. »

La tuberculose pulmonaire est, de toutes les maladies, celle qui s'accompagne dans l'immense majorité des cas d'une expectoration excessive ; les parois de l'appareil respiratoire sont constamment lubréfiées par les crachats ; le bacille de Koch ne peut donc pas s'échapper. Il n'en est pas de même pour la dothiénentérie, maladie dans laquelle toute la muqueuse respiratoire, accessible à l'œil, est dans un état de sécheresse des plus accentués. Il en est probablement de même, dit Gueneau de Mussy, de celles qu'on ne voit pas. Dans ces conditions, ajoute M. Sicard, il n'est pas impossible que l'air, passant par ces milieux secs, racornis, qui contiennent le bacille typhique, ne se charge de germes et les lance dans l'atmosphère entourant le malade. M. Sicard a cherché à vérifier expérimentalement son opinion. Il se sert d'un long tube à essai renfermant une colonne d'eau bouillie et stérilisée, d'une hauteur de 3 à 4 centimètres, dans laquelle plonge, par son extrémité effilée, un tube coudé fermé à l'extérieur par un tampon de ouate. Un second tube coudé plonge dans le tube à essai, sans dépasser le niveau inférieur du bouchon ; un tampon de ouate ferme son extrémité extérieure. Le tout est stérilisé à l'autoclave. Le malade souffle dans le premier tube coudé, dont on a retiré provisoirement le tampon ; l'air barbote dans l'eau, et sort par la seconde tubulure. Pour éviter l'introduction de particules solides, on recourbe en U le tube insufflateur, et on souffle une ampoule dans la portion inférieure de la courbure. On met pendant 48 heures à l'étuve et on ensemence ensuite l'eau de barbotage dans divers milieux nutritifs. Sur 10 malades ainsi examinés, 9 ont fourni des cultures de bacille typhique. Ces expériences ont une portée considérable.

Le second moyen de contamination de l'air consiste dans la dissémination, dans l'atmosphère ambiante, de produits desséchés, venus du typhoïsant, et particulièrement des matières fécales. Cette dissémination et ce genre de viciation de l'air seront surtout observés dans les milieux pauvres et misérables, où règne l'encombrement. Les garde-robes souillent le linge, le corps du malade, les objets de pansement qui viennent en contact, et de là, avec la dissémination, le germe se répand dans l'air. Il y a un moment où cette facilité de se répandre est plus considérable, c'est le moment où le bacille d'Eberth se trouve en grande quantité dans les fèces, c'est-à-dire vers le dixième jour, à l'époque de l'élimination des eschares, et surtout vers le quinzième jour. A partir du vingt-deuxième, les germes disparaîtraient, excepté dans certaines formes de fièvre typhoïde, se prolongeant de façon anormale, ou bien donnant lieu à des rechutes.

Si l'on pense à la résistance du bacille, à la facilité avec laquelle il supporte le froid et la chaleur dans une certaine mesure ; si l'on songe qu'il tolère également la présence ou le défaut d'oxygène, on comprendra sa puissance de vitalité et la persistance de certaines épidémies.

Les habitations ont été contaminées par les produits de dessiccation ; l'air les a véhiculés dans les appartements. Ces dernières renferment des poussières suspectes ; aussi l'épidémie persiste, ou bien après un laps de temps quelquefois fort long, elle se réveille tout à coup, après avoir paru éteinte.

Budd rapporte l'observation suivante : Une chaumière de laboureurs reste vide pendant deux ans, parce que ses derniers habitants avaient presque tous été affectés de fièvre typhoïde. Après ce laps de temps, elle fut louée de nouveau ; mais trois semaines après leur installation, plusieurs de ceux qui l'occupaient ont été pris de dothinentérie également, alors qu'il n'en existait aucun cas dans le voisinage.

M. Chour, médecin russe, a observé le fait suivant :

« Deux régiments d'infanterie, stationnés à Jitomir, et recevant la même eau potable, sont inégalement atteints par la fièvre typhoïde. L'un fournit une morbidité de 9,6 p. 1000 en 1885, et de 3,2 p. 1000 en 1886; l'autre présente pendant les mêmes périodes une morbidité bien plus élevée. Ce dernier régiment est réparti en des points différents de la ville. La fraction logée à la caserne Hammermann se fait remarquer par une morbidité typhoïde de beaucoup supérieure à celle qui est relevée pour l'ensemble des autres parties du même corps. Parmi les troupes casernées à la caserne Hammermann, une compagnie est surtout frappée en 1886, et fournit, à elle seule, 14 cas de fièvre typhoïde sur un effectif de 90 hommes. Cette manifestation intensive, en une partie limitée de la caserne, suggérait l'idée d'un facteur étiologique, localisé en quelque sorte dans les chambres où les habitants étaient si éprouvés. En décembre 1886, on provoqua l'évacuation des locaux occupés par la compagnie, et la désinfection énergique des murs, planchers, des effets d'habillement et de literie, fut organisée. Ceux-ci ont été soumis à la vapeur d'eau bouillante ; les planchers enlevés, tout l'entrevous a été imprégné d'acide phénique à 5 p. 100, et son contenu renouvelé. Des vaporisations ont été pratiquées dans les chambres avec du chlore mélangé à de l'acide phénique à 5 p. 100, et les boiseries repeintes à neuf. Après l'exécution des mesures prophylactiques, la compagnie revint occuper son casernement : la morbidité typhique se réduisit à 1,7 p. 1000 en 1887, et devint nulle en 1888. Or, pendant le même laps de temps, dans les chambres de la caserne qui n'avaient pas été soumises à la désinfection, la fièvre typhoïde continuait à sévir avec persistance, donnant une morbidité de 22 p. 1000 en 1887, et de 33 p. 1000 en 1888, alors que les atteintes n'étaient que de 11 p. 1000 et de 16 p. 1000, dans l'ensemble des autres parties de la garnison. La disparition si remarquable de la maladie dans les locaux soigneusement désinfectés, sa persistance, au contraire, et à un taux élevé, dans ceux qui n'avaient été l'objet d'aucune mesure de ce genre, apportaient une confirmation de plus à l'hypothèse d'une cause locale, inhérente à l'habitat lui-même. Les poussières du plancher et de l'entrevous des chambres infectées, furent soumises à un examen bactériologique; on les trouva riches en microbes (14 millions par gramme) ; on parvint à y déceler la présence du bacille typhique. Les chambres non contagionnées ont été immédiatement évacuées, et les hommes envoyés dans un bois voisin de Jitomir. Trois cas ont été encore constatés, du 5 au 20 mars, chez des hommes qui avaient quitté la caserne en état d'incubation ; mais à partir de cette époque, la maladie a été éteinte. » (Gasser.)

Les vapeurs et les gaz, venant de foyers infectés, transmettent aussi la fièvre typhoïde. M. Brunon, médecin des hôpitaux de Rouen, en rapporte les faits suivants dans la *Normandie médicale* :

Dernièrement, dit-il, j'avais à soigner une jeune fille de 18 ans, atteinte de fièvre typhoïde, et voici dans quelles conditions, la contamination me semble avoir eu lieu. La maison est habitée par 25 personnes. La fosse d'aisance ayant eu besoin d'être vidée, le travail fut fait

avec des précautions insuffisantes, car une odeur épouvantable envahit tous les étages. La fosse vidée dut rester deux jours ouverte avant que l'inspecteur pût y
descendre. Des travaux de réfection furent faits, et
on attendit, de nouveau, l'inspecteur plusieurs jours.
Les travaux étaient finis, quand on dut les recommencer
pour substituer un fond en cuvette à un fond plan. Enfin pendant plus de huit jours, par suite de tous ces
délais, une odeur infecte fut répandue dans l'immeuble.

Le même auteur rapporte encore le cas suivant : J'ai
eu l'occasion d'observer un cas de fièvre typhoïde, présentant dans son étiologie une particularité peu commune, puisqu'il a pu être prévu, et aurait pu, par conséquent être évité. Il y a deux ans, un client me raconta
qu'il venait d'échapper à un véritable danger, puisque le
lustre de son cabinet s'était tout à coup détaché du plafond, et avait failli lui tomber sur la tête, au moment où
il était installé à sa table de travail. Mon attention ne
fut pas, d'ailleurs, attirée davantage sur la cause de
cette chute. A quelque temps de là le même client me
demande s'il n'était pas dangereux de ne pas se préoccuper d'une odeur qui avait envahi une chambre et y persistait. Je visitai la chambre en question ; et quoique
l'odeur n'eût rien de caractéristique, je cherchai cependant à voir comment était construit un tuyau du cabinet
d'aisance, qui passait dans le placard. Ce tuyau, couvert
de plâtre, paraissait intact. Au-dessous de la chambre
était la pièce où le lustre était tombé ; dans cette pièce le
tuyau continuait sa course, masqué par le placard. Il y
avait là manifestement des fissures, se continuant au delà

du plafond, et s'agrandissant dans l'intervalle situé entre le plafond de la pièce inférieure et le parquet de la chambre située au-dessus. Ces fissures expliquaient la mauvaise odeur de la chambre, et en même temps la chute du lustre ; des liquides et des vapeurs ayant atteint le fer de l'écrou et l'ayant détruit peu à peu. Après ces constatations, je conseillai de faire un lavage à grande eau, avec une solution de bichlorure, et surtout de faire réparer les tuyaux. On se contenta du lavage ; et, à ce moment, je prévins la famille qu'il pourrait se faire qu'une fièvre typhoïde éclatât, dans un avenir plus ou moins éloigné. C'est ce qui est arrivé il y a un mois.

D'un autre côté, on trouve dans un mémoire de Pfuhl, paru en 1893, l'intéressante observation suivante rapportée par M. Ch. Eloy : En mai 1892, M. Pfuhl reçut, du gouvernement prussien, une requête afin d'étudier la marche de l'épidémie typhique, dans une cité ouvrière de Leidsberg. Trente cas de fièvre typhoïde y avaient été signalés. Cette cité est édifiée sous la forme de petites maisons ouvrières, type de construction actuellement en faveur pour les habitations de ce genre. Quatre maisons forment un groupe isolé.

Le premier cas, en février, fut celui d'un homme domicilié dans le rez-de-chaussée de l'une de ces habitations. Où avait-il contracté sa maladie, on l'ignore. Sa femme commet la faute d'enfouir, à une faible profondeur, dans le sol sablonneux et à une faible distance, les déjections du malade, et de jeter sur le sol l'eau qui servait à laver les vases.

Les fenétres du logement du premier étage s'ouvraient

sur cette portion du jardin, et surmontaient de dix mètres environ, l'endroit servant à cet enfouissement, par trop sommaire, des matières suspectes. En avril un deuxième et un troisième cas typhoïdiques sur deux habitants du premier étage.

Vers le milieu de mars, trois enfants, habitant un autre groupe d'habitations, viennent jouer avec le sable contaminé. A leur tour ils sont atteints.

Ce n'est point tout. A la fin d'avril se fait un changement saisonnier dans la direction des vents. Pfuhl a insisté sur ce phénomène météorologique, qui est suivi d'une prompte extension de la maladie. Vingt-sept personnes habitant dans diverses maisons de l'agglomération ouvrière sont frappées successivement.

N'y a-t-il pas lieu, ajoute M. Eloy, de se demander (idée chère aux épidémiologistes d'outre-Rhin), si véhiculés à courte distance, les agents typhogènes n'avaient point souillé diverses substances alimentaires usuelles : lait, légumes, pommes de terre, viandes, etc., tous milieux de culture favorables à leur multiplication ? Dans l'affirmative, voilà une explication de la propagation aérienne de la constitution de l'épidémie et de sa rapide expansion hors du foyer originel.

Sans parler de la théorie de Pettenkofer de Munich et de la maturation des germes, nous dirons que le sol, lui aussi, conserve les germes typhiques. A sa surface, les variations de la température, l'action de l'air et de la lumière, les rendront bientôt inoffensifs, tandis qu'à la profondeur, ils conserveront longtemps leur puissance d'action. D'après Grancher et Deschamps, disposés à la

surface d'un sol arrosé fréquemment, ils atteignent parfois jusqu'à 50 centimètres de profondeur, et peuvent conserver leur vitalité plus de cinq mois. Dans ces conditions, ils seront le plus souvent filtrés par l'eau, et
emportés avec elle surtout après des pluies abondantes.

Propagation par l'eau.

L'eau en tant qu'agent typhogène est considérée
aujourd'hui comme le facteur le plus commun, bien plus
commun à lui seul que tous les autres facteurs réunis.
M. Brouardel, à qui revient le mérite d'avoir précisé et
étendu ce rôle étiologique, dit que 90 fois sur 100, la
contagion se fait par l'eau. Certaines circonstances
augmentent sa puissance de contage. Selon qu'elle est
stagnante ; qu'elle est ou non renouvelée ; en communication avec la nappe souterraine, ou immobile dans un
fond isolé, la précipitation et la conservation des germes
seront différentes. C'est ce qu'ont moutré MM. Chantemesse et Widal dans l'expérience suivante : Un ballon
contenant une légère couche de sable, est rempli d'eau
stérilisée et ensemencée de bacilles typhiques. Au bout
d'un certain temps, deux mois environ, il ne semble
plus qu'il y ait dans l'eau un germe vivant. On décante
alors doucement, et l'on remplace l'eau enlevée par de
l'eau stérilisée. L'examen bactériologique fait avant, et
après décantation, est négatif dans le premier cas, positif
dans le second. Cette précipitation expérimentale des
germes se réalise en grand, dans les citernes, et les
puits à eau stagnante, et nous explique comment il

peut se faire qu'un curage de ces récipients soit parfois le début d'une épidémie.

Dans le cours de l'année 1892, de juin à octobre, nous avons eu l'occasion d'observer et de soigner 7 typhiques dans 7 demeures différentes, peu éloignées les unes des autres. Nous ne retrouvons pas ici les mêmes conditions que dans nos deux premières épidémies; l'affection ne se propage pas dans la même habitation, pas de contamination directe, des gardes et de l'entourage, par le malade. Il n'y a, entre les personnes atteintes, que le lien de voisinage sans communication entre elles. Cette différence, dans les conditions étiologiques d'une affection, éclatant dans des localités, se ressemblant, d'ailleurs par le genre de vie, les habitudes des habitants, par la densité de la population, en un mot, ayant les mêmes conditions de climatologie, de sol, d'hygiène générale, nous a frappé et amené à en rechercher la cause. Nous trouvons que les habitations atteintes sont situées tout autour d'une citerne, dite communale; que dans chacune des maisons, s'alimentant de cette eau, il a éclaté un cas de fièvre typhoïde, tandis que plus loin, dans celles qui usaient d'une autre eau, la santé est restée bonne.

Nous voici donc en face d'une épidémie toute locale, éclatant chez des personnes faisant toutes usage du même liquide, sans rapport d'ailleurs entre elles. Nous pensons que l'on peut, en se plaçant sur le seul terrain de l'observation clinique, affirmer que l'eau a été la cause du contage, d'autant plus que, persuadé de cette idée, nous en affirmons la souillure, et que nous en prohibons l'usage à nos clients; et dès lors l'épidémie décroît et

TROISIÈME ÉPIDÉMIE

Commune de Saint-Aignaut-sur-Ry.

NUMÉROS	NOMS AGE PROFESSION	ÉPOQUE	MODE DE CONTAGION	TERMINAISON
1	Julien (Pierre), 48 ans, journalier.	Juin 1892	Usage d'eau de citerne contaminée.	Guérison.
2	Lamulle (Jeanne), 26 ans, ménagère.	Juin 1892	Usage d'eau de citerne contaminée.	Guérison.
3	Leprestre (Marie), 19 ans, domestique.	Juillet 1892	Usage d'eau de citerne contaminée.	Guérison.
4	Bais (Eugène), 10 ans.	Juillet 1892	Usage d'eau de citerne contaminée.	Guérison.
5	Parmentier (Louise), 28 ans.	Juillet 1892	Usage d'eau de citerne contaminée.	Guérison.
6	Bais (Joseph), 40 ans, maréchal.	Juille 1892	Usage d'eau de citerne contaminée.	Guérison.
7	Louvet (Maria), 20 ans, domestique.	Août 1892	Usage d'eau de citerne contaminée.	Guérison.

prend fin. Il eût été, sans doute, précieux de rechercher le bacille d'Eberth. On aurait été alors tout à fait autorisé à affirmer hautement la contagion hydrique. Seule, l'observation précise des faits nous paraît cependant suffire pour croire à ce mode de contagion; d'autant plus que nous pensons pouvoir expliquer et saisir l'apport du germe contage dans la citerne. Cette dernière se trouve, en effet, tout à côté du cimetière, lequel s'étend autour de l'église, entouré lui-même à peu de distance par des habitations. Nous rencontrons encore trop souvent dans nos villages cette mauvaise disposition. La citerne reçoit l'eau du toit de l'église, qui est apportée dans le récipient par un canal se dirigeant à travers le cimetière. On a employé pour cela le grand chemin qui mène à l'église ; mais il n'en est pas moins vrai que des tombes se trouvent de chaque côté, éloignées de lui de moins d'un mètre. Dans ces conditions, n'a-t-il pas pu se faire, là, des infiltrations à travers le sol, la souillure et la contamination de l'eau ?

Pourquoi sans désinfection aucune, le retour, quelques mois plus tard, à l'usage de cette eau n'a-t-il pas réveillé le mal, et ramené le retour des mêmes accidents ?

On pourrait répondre que l'épidémie a éclaté dans le cours de l'été, c'est-à-dire à une époque où la couche d'eau est fort peu épaisse au-dessus du fond. Celui-ci est recouvert de vase souillée, et, dans ces conditions, l'eau peu mobile et non renouvelée, précipite les germes, qui gardent longtemps leur vitalité. Quand on revient, au contraire, à l'usage du liquide, c'est en hiver, c'est-à-dire à une époque où les pluies continuelles de cette saison entretiennent la plénitude constante du récipient.

Nous avons tenu à rapporter cette observation, à cause des particularités qu'elle présente, et nous croyons pouvoir, en restant sur le seul terrain de l'observation clinique, affirmer l'origine hydrique de cette épidémie locale.

Les observations à l'appui de la contagion par l'eau ne se comptent plus. Une, bien intéressante, est celle de Thorne (épidémie de Caterham et de Red-hill, comté de Surrey, 1879). Le développement en est brusque ; dans l'espace de quinze jours, 47 individus en 35 maisons à Caterham, 132 personnes en 96 maisons à Red-hill sont frappées. Or, l'enquête menée par Thorne, à la suite de l'épidémie, nous apprend que les deux localités sont surtout approvisionnées d'eau par une conduite installée à Caterham ; que la compagnie, chargée de l'entreprise de la distribution d'eau, exécute des travaux de réparation, et qu'un de ses ouvriers, atteint de fièvre typhoïde, dont il a pris le germe ailleurs, continue cependant, plusieurs jours, à se rendre à ses travaux; que, pour ne pas remonter à la surface et quitter fort souvent son travail, il abandonne ses évacuations intestinales dans la tranchée. L'éclosion de l'épidémie apparaît simultanément, à Caterham et à Red-hill, quinze jours après l'exécution des travaux, et reconnaît manifestement, d'après l'auteur, le mode de contagion que nous venons de voir.

Nous avons dit que le germe typhique pouvait être déposé dans le sol, s'y conserver et être ensuite entraîné, par de grandes eaux, à la nappe souterraine, laquelle pourra plus loin être la cause de la contamination. Ce fait a été constaté à différentes reprises à Lorient, où la ville et la caserne d'artillerie ont été ravagées par de nombreuses épidémies, se montrant toujours à la suite de l'épandage des fumiers et déjections de la ville, sur des prairies. Or, au-dessous de celles-ci, et à fort peu de distance de la surface, se trouve la nappe d'eau souterraine, à laquelle, un peu plus loin, la caserne et la ville captent l'eau nécessaire à la consommation.

Nous trouvons, d'autre part, une intéressante communication faite en 1892 à la Société normande d'hygiène pratique par MM. F. Hüe, R. Leudet, et Percepied. A la suite de nombreuses épidémies de fièvres typhoïdes, ayant régné à Thibermont, commune voisine de Dieppe, le Dr Parrel dirige ses recherches sur l'étiologie probable.

Thibermont est un foyer véritable et ancien déjà de fièvre typhoïde; la translation des vidanges de Dieppe, non adultérées, sur le territoire de cette commune, et leur dépôt sur les terres en culture, doivent entrer en ligne de compte. Le village, situé sur un plateau, n'a que de l'eau de pluie. Les habitants se servent de cette eau, quelquefois pour la consommation, toujours pour les usages multiples culinaires : lavage des ustensiles, des légumes, nettoyages divers. Aussi n'hésite-t-il pas à attribuer les nombreux cas qu'il rencontre depuis longtemps, à l'usage de l'eau des mares, souillées et infectées par le voisinage de terrains d'épandage. Et pour contrôler son assertion, il adresse, au laboratoire de bactériologie de l'école de Rouen, quatre flacons contenant de l'eau des mares de Thibermont. Les expérimentateurs, après une série de recherches, arrivent à cette conclusion que, si gênés par les moisissures, ayant fait périr les aérobies dans leurs cultures, ils n'ont pu avoir le bacille typhique à l'état de pureté dans les échantillons I, II et IV, ils l'ont constaté d'une façon suffisante au microscope. Ils ont pu reconnaître le bacille d'Eberth dans l'échantillon numéro III, mare de la commune.

Lorsque l'on sut bien l'importance du rôle de l'eau de boisson, dans l'étiologie de la fièvre typhoïde, on se mit à prendre des mesures d'hygiène, non seulement pour les individus, mais aussi pour les localités. Ces mesures étaient beaucoup négligées antérieurement. Maintenant sous l'impulsion donnée dans la voie de la prophylaxie, on a vu la diminution de la morbidité et de la mortalité typhiques, dans les grandes villes, comme Paris, Vienne.

Dans cette dernière l'affection était endémique, causant d'assez grands ravages. En 1874, on pourvoit d'eau de source, la cité, qui jusque-là ne s'approvisionnait et ne s'alimentait que de l'eau du Danube, et progressivement on remarque que la maladie décroît et disparaît même complètement.

Dans l'armée française, les chiffres sont également éloquents. Le tableau suivant montre la diminution très sensible et progressive, à mesure que l'on fournit une eau potable pure, généralement captée à une source.

Résultats constatés dans l'ensemble de l'armée française.

DÉSIGNATION	MOYENNE DES ANNÉES 1886 et 1887	ANNÉES		DIMINUTION		PROPORTION 0/0 EN MOINS	
		1889	1890	1889	1890	1889	1890
Nombre de cas de fièvre typhoïde.	6881	4412	3491	2469	3390	36	49
Nombre de décès par fièvre typhoïde........	864	641	572	229	292	25	34

Prophylaxie

Comme nous l'avons vu, après des tâtonnements et
des recherches sans nombre, il a été généralement admis
que la fièvre typhoïde est due, non pas à des causes
banales, mais à un germe, à un microbe spécial.

Les travaux mémorables de Pasteur ont beaucoup
contribué à cette découverte, de même qu'à la découverte
du contage de nombreuses autres affections. Depuis lui,
en effet, on a saisi et isolé un certain nombre de microbes
pathogènes, si bien qu'on peut affirmer aujourd'hui, par
induction, que si les germes de la variole, de la syphilis,
de la rage, nous échappent encore, leur existence, néan-
moins, est certaine, aussi certaine que celle des microbes
de la phtisie et du charbon que la bactériologie nous
décelle.

A la suite de ces données nouvelles, des horizons
nouveaux se sont ouverts. On a espéré pouvoir juguler
les affections microbiennes, pouvoir détruire l'ennemi,
représenté par le germe désormais connu. Si, malheureusement, on est encore trop souvent désarmé contre
lui, au moins on connaît et possède des armes de pré-
servation. Elles nous sont fournies par l'hygiène. En ce
qui nous regarde, c'est-à-dire pour la fièvre typhoïde,
elles consistent en des mesures de prophylaxie spéciale
et générale.

On s'appliquera à isoler le malade: il faut surtout éloigner les personnes en état plus grand de réceptivité, c'est-à-dire les jeunes gens, les sujets qui n'ont pas encore été touchés, les individus fatigués, surmenés. Le malade est placé dans une chambre séparée, sans tapis ni rideaux, ni tentures, aérée plusieurs fois par jour. Seul, le personnel chargé des soins y pénétrera, et une propreté excessive sera constamment entretenue. Ce même personnel observera des précautions spéciales : lotions de la face, des mains, de la bouche, particulièrement avant les repas. Les linges souillés, de toute sorte, seront enlevés de bonne heure, plongés dans l'eau bouillante, et désinfectés à l'étuve, ou dans une lessive de soude. Les garde-robes seront jetées et enfouies dans des fosses, et désinfectées en même temps. A cet effet, on se servira de solution de sulfate de cuivre, de chlorure de zinc, de sublimé, ou de lait de chaux, préconisé par MM. Richard et Chantemesse. Les vases auront été également désinfectés après chaque usage. A la campagne, on ne laissera jamais les selles séjourner sur les fumiers ou sur le sol, sans les enfouir.

Dans les villes, les mesures d'assainissement devront être particulièrement observées. On maintiendra la propreté des rues par l'arrosage, l'enlèvement des poussières, des boues, des immondices. Les habitations seront désinfectées soigneusement après chaque cas de contage ; et cette désinfection ne sera pas abandonnée à l'initiative privée, si insuffisante en général, mais bien surveillée et exécutée même par l'autorité locale. Celle-ci a pour cela l'étuve sous pression pour les objets mobiliers. A la campagne, à défaut de l'étuve, on peut les exposer à l'air libre pendant deux ou trois semaines ; l'action de l'air, et de plus de la lumière, s'unissant pour contribuer à la destruction du germe pathogène. Y a-t-il un foyer morbide au milieu d'une agglomération, telle que caserne, dortoirs, établissement industriel, on se hâtera d'évacuer ; puis les locaux seront grattés, lavés, repeints, blanchis et désinfectés au lait de chaux.

L'eau de boisson sera l'objet de la préoccupation constante. Nous avons vu que la fièvre typhoïde avait presque disparu à Vienne, dès que l'eau de source avait remplacé l'eau du Danube pour l'alimentation. On devra s'attacher à procurer, autant que possible, l'eau de source pure pour la consommation. Dans l'impossibilité de se l'offrir, on la remplacera, mais bien moins sûrement, par de l'eau bouillie ou filtrée.

Le lait sera surveillé. Dans les villes il n'est que trop souvent falsifié ; et on sait qu'en Angleterre on a signalé souvent des épidémies dues à l'usage du lait contaminé.

Enfin vient la grande question des vidanges, qui reste pour les villes une question difficile à résoudre ; soit qu'elles adoptent le système du tout à l'égout, tout égout devant se deverser dans la rivière, soit qu'elles s'en tiennent, si le tout à l'égout est impossible, aux tinettes mobiles, qui paraissent être adoptées avec avantage par l'armée.

CONCLUSION

La fièvre typhoïde, avec les travaux de l'École française au commencement de ce siècle, s'est dégagée de toutes les obscurités qui l'entouraient. Elle est devenue une entité morbide, parfaitement connue et décrite, avec ses lésions anatomiques spéciales. La découverte du bacille d'Eberth devait justifier les notions, qui étaient déjà généralement admises, sur sa transmissibilité.

La contagion se fait directement du malade à son entourage; elle s'opère par l'air, le sol, les poussières, les déjections, les gaz et les vapeurs, les habitations, l'eau de boisson.